Reem EL Bedewy

Organismos resistentes a medicamentos em idosos em instituições de cuidados prolongados

AF297324

Reem EL Bedewy

Organismos resistentes a medicamentos em idosos em instituições de cuidados prolongados

ScienciaScripts

Imprint

Any brand names and product names mentioned in this book are subject to trademark, brand or patent protection and are trademarks or registered trademarks of their respective holders. The use of brand names, product names, common names, trade names, product descriptions etc. even without a particular marking in this work is in no way to be construed to mean that such names may be regarded as unrestricted in respect of trademark and brand protection legislation and could thus be used by anyone.

Cover image: www.ingimage.com

This book is a translation from the original published under ISBN 978-620-2-31327-8.

Publisher:
Sciencia Scripts
is a trademark of
Dodo Books Indian Ocean Ltd. and OmniScriptum S.R.L publishing group

120 High Road, East Finchley, London, N2 9ED, United Kingdom
Str. Armeneasca 28/1, office 1, Chisinau MD-2012, Republic of Moldova, Europe
Printed at: see last page
ISBN: 978-620-7-97316-3

O número de pessoas idosas está a aumentar em todo o mundo, e a investigação sobre os problemas que afectam as pessoas idosas também está a aumentar, mas ainda está atrasada. Os Centros de Controlo e Prevenção de Doenças estimam que mais de 2 milhões de pessoas nos Estados Unidos são infectadas por um organismo multirresistente (MDRO) todos os anos; consequentemente, pelo menos 23 000 pessoas morrem devido a estas infecções e às complicações resultantes destas doenças (Centers for Disease Control and Prevention [2013]. Threats from Antimicrobial Resistance in the United States, 2013.2014. Disponível em . de:http://www.cdc.gov/drugresistance/threat-report-2013/index.html). Em muitas regiões do mundo, o nosso conhecimento da extensão do problema da resistência é impreciso e pouco fiável. A vigilância da resistência é um componente essencial do controlo da resistência Eckpergasse, 2013. (Eckpergasse. Resistência antibacteriana global: The never-ending story Ursula Theuretzbacher Centre for Anti- Infective Agents. 13, 1180 Viena, Áustria Journal of Global Antimicrobial Resistance 1 (2013) 63-69).

Objetivo

Estou interessado em investigar a suscetibilidade aos antibióticos dos organismos multirresistentes mais comuns em diferentes locais em doentes idosos (gastrostomia endoscópica percutânea (PEG), úlceras de pressão (UP) e urina).

[1]A gastrostomia endoscópica percutânea (PEG) é a via preferida de alimentação e suporte nutricional para doentes com um sistema gastrointestinal funcional que necessitam de alimentação entérica a longo prazo. [2-6]As taxas de complicações registadas após a colocação de uma gastrostomia endoscópica percutânea (PEG) variam entre 16 e 70 por cento

.

[7]Uma grande meta-análise encontrou uma taxa de morbilidade relacionada com o procedimento de 9,4% e uma taxa de mortalidade de 0,53% . [8-10]As infecções da ferida periestomal são relativamente comuns, ocorrendo em 5-25% dos casos em estudos de coorte. [11]Os organismos resistentes que causam infecções de feridas PEG são um problema significativo com implicações clínicas importantes, e os dados da revisão de Lipp A e Lusardi G mostram que a administração de antibióticos profilácticos sistémicos na colocação de PEG reduz as infecções periestomais . [5,12]Muitos doentes que necessitam de PEG são idosos com co-morbilidâdes; as infecções das feridas de PEG são causadas por uma incidência crescente de organismos resistentes. A

residência numa ILPI e a idade avançada são consideradas factores de risco significativos para a colonização de bactérias Gram-negativas multirresistentes (MDRGNB) ou para a introdução de MDRGNB nos hospitais [13]

(1. Ata A Rahnemai-Azar, Amir A Rahnemaiazar, Rozhin Naghshizadian, Amparo Kurtz e Daniel T Farkas [2014]. World J Gastroenterol. , 20(24): 7739-7751. doi: 10.3748/wjg.v20.i24.7739 Gastrostomia endoscópica percutânea: indicações, técnica, complicações e manejo .

2. Taylor CA, Larson DE, Ballard DJ *et al* [1992]. Predictors of outcome after percutaneous endoscopic gastrostomy: a community-based study. Mayo Clin Proc ., 67:1042.

3. Larson DE, Burton DD, Schroeder KW, DiMagno EP [1987]. Gastrostomia endoscópica percutânea. Indicações, sucesso, complicações e mortalidade em 314 pacientes consecutivos. Gastroenterologia, 93:48.

4. Blomberg J, Lagergren J, Martin L *et al* [2012]. Complicações após gastrostomia endoscópica percutânea num estudo prospetivo. Scand J Gastroenterol. , 47:737.

5. Raha SK, Woodhouse K [1994]. The use of percutaneous endoscopic gastrostomy (PEG) in 161 consecutive elderly patients. Ageing, 23:162.

6. Keung EZ, Liu X, Nuzhad A *et al* [2012]. Resultados intra-hospitalares e a longo prazo após gastrostomia endoscópica percutânea em doentes com neoplasia maligna. J Am Coll Surg, 215:777.

7. Wollman B, D'agostino HB, Walus-Wigle JR *et al* [1995]. Radiological, endoscopic and surgical gastrostomy; an institutional review and meta-analysis of the literature. Radiologia, 197:699-704.

8. Lumen W, Kwek KR, Loi KL *et al* [2001]. Gastrostomia endoscópica percutânea - indicações e resultados da nossa experiência no Hospital Geral de Singapura. Singapore Med J., 42:460-465.

9. Lee JH, Kim JJ, Kim YH *et al* [2002]. Aumento do risco de infeção da ferida periestomal após gastrostomia endoscópica percutânea em pacientes com diabetes mellitus. Dig Liver Dis, 34:857-861.

10. Gencosmanoglu R, Koc D, Tozun N [2003]. Gastrostomia endoscópica percutânea: resultados de 115 casos. Hepatogastroenterologia, 50:886-888.

11. Lipp A, Lusardi G [2006]. Systemic antimicrobial prophylaxis for percutaneous endoscopic gastrostomy. Cochrane Database Syst Rev, (4):CD005571.

12. Hull M, Beane A, Bowen J, Settle C [2001]. Infeção por Staphylococcus aureus resistente à meticilina em locais de gastrostomia endoscópica percutânea. Aliment Pharmacol Ther, 15:1883-8.

13. Jae-Phil Choi a, Eun Ha Cho a, Seung Joon Lee a, Seung Tae Lee a, Myung Sook Koo b, Young-Goo Song c [2012]. Introdução de bactérias Gram-negativas multirresistentes (MDRGNB) num hospital público em doentes idosos provenientes de instalações de cuidados continuados: A single-centre pilot study, Archives of Gerontology and Geriatrics, 54 :e19-e22.)

- O meu estudo descreve doentes idosos que vivem em lares de idosos e que têm bactérias resistentes a mais de dois grupos de antibióticos ou MRSA no local do tubo PEG.

- Existem poucos dados de investigação sobre o mesmo tema para comparação.

- O meu estudo mostrou que o organismo resistente mais frequentemente detectado é a Klebsiella (57,1 %), enquanto a E. Coli 28,6 % e Proteus 14,3 %. [16]Em comparação com os resultados do estudo de Sanjiv Mahadeva, et.al , no qual foram detectados organismos resistentes no local do tubo PEG, estes foram Pseudomonas aeruginosa (38,0%), espécies de Klebsiella (22,5%), Staphylococcus aureus suscetível à meticilina (14,1%) e Staphylococcus aureus resistente à meticilina (11,3%)16. Em particular, verificou-se recentemente que a percentagem de *K. pneumoniae* resistente aos carbapenemes entre os isolados invasivos era de 36,2%, sendo que a maior parte dos isolados resistentes (97%) possuía efetivamente uma carbapenemase KPC[17]

(16. Sanjiv Mahadeva, Bee-Leng Khoo, Peek-Swan Khoo, Abdul Malik,

Ida Hilmi, Choon-Seng Qua, Choon-Heng Wong, Khean-Lee Goh [2008]. Impacto clínico e factores de risco para infecções de feridas de gastrostomia percutânea causadas por organismos resistentes. Jornal Internacional de Doenças Infecciosas, 12 e149-e150.

17 Giufre M, Ricchizzi E, Accogli M, Barbanti F, Mónaco M, Pimentel de Araujo F, Farina C, Fazii P, Mattei R, Sarti M, Barozzi A, Buttazzi R, Cosentino M, Nardone M, Savini V, Spigaglia P, Pantosti A, Moro ML, Cerquetti M[2017]. Colonização por organismos multirresistentes em instalações de cuidados de longa duração em Itália: um estudo de prevalência pontual, *Clinical Microbiology and Infection*, doi:10.1016/j.cmi.2017.04.006).

Os doentes com comorbilidades de ACR são estatisticamente muito sensíveis à CPM, à PC, à TC e à ME. Esta sensibilidade pode ser explicada pela correlação estatisticamente muito significativa da ATR com Klebsiela, que tem uma resposta estatisticamente muito significativa a CPM, CP, CT e ME. Por outro lado, as comorbilidades da ATR apresentam uma resistência estatisticamente muito significativa à TS, à tobramicina e à CFZ. Esta resistência pode ser explicada pela resistência da Klebsiella à TS e à tobramicina. Os doentes com as comorbilidades DM + CVS + demência são estatisticamente muito resistentes a CPM, CT e IMP e estatisticamente muito sensíveis a CP, TS, tobramicina e GM. Estas sensibilidades e resistências significativas podem ser explicadas pela sensibilidade e resistência ao Proteus, uma vez que o Proteus está correlacionado de forma estatisticamente muito significativa com as comorbilidades de DM + CVS + demência. A comorbilidade cancro colorrectal é estatisticamente muito sensível à tobramicina e ao GM e estatisticamente muito resistente ao IMP, CP e CFZ. Estas sensibilidades e resistências significativas podem ser explicadas pela sensibilidade e resistência da E. coli, uma vez que a E. coli está estatisticamente muito significativamente correlacionada com as comorbilidades do cancro colorrectal.

Se forem indicados antibióticos para tratar estas infecções no local da PEG, estes podem ser utilizados da seguinte forma:

Para Klebsiella: considerar CPM, IMP, CP ou CT e evitar TS e tobramicina.

Se Proteus: considerar CP, TS, Tobramicina e evitar CPM, CT e IMP.

Para E. coli: considerar CPM, CT e tobramicina e evitar CP e TS.

Se for homem: considerar IMP, CP ou TS, evitar CRM, CFZ e GM.

Se for mulher: considerar a administração de CT e GM, evitar CRM, CFZ, CP, IMP e TS.Em caso de comorbilidade de ATR: considerar CPM, CP, CT e IMP, evitar TS, tobramicina e CFZ.

Para comorbilidades de DM + CVS + demência: administrar CP, TS, tobramicina e GM, evitar CPM, CT e IMP.

Comorbilidades do cancro colorrectal: considerar a administração de tobramicina e GM, evitar IMP, CP e CFZ.

Comorbilidades de CVS: considerar a administração de GM e CFZ, evitar a tobramicina e
CPM.

RECOMENDAÇÕES

Com base nos resultados significativos do meu estudo, os médicos podem prever o tipo de multirresistência e a subsequente escolha de antibiótico em idosos residentes em ILPI com tubos de alimentação PEG.

Recomenda-se a realização de mais estudos em maior escala com doentes mais velhos para confirmar e explicar os resultados significativos deste estudo e para os utilizar na prática clínica.

Tabelas

Tabela (1): Correlação entre a idade e os organismos resistentes no local da sonda PEG em idosos acamados em instituições de cuidados prolongados.

Mesa de cruzamento

			Organism			
			E Coli	Proteus	Klebsiella	Total
Age In Years	60-66	Count	6	3	11	20
		%	50.0%	50.0%	45.8%	47.6%
	67-80	Count	6	3	13	22
		%	50.0%	50.0%	54.2%	52.4%
Total		Count	12	6	24	42
		%	100.0%	100.0%	100.0%	100.0%

Testes de qui-quadrado

	Value	P
Pearson Chi-Square	.072[a]	.965

Tabela (2): Correlação entre o género e os organismos resistentes no local da sonda PEG em idosos acamados em instituições de cuidados prolongados.

Mesa de cruzamento

			Organism			
			E Coli	Proteus	Klebsiella	Total
Sex	Male	Count	6	6	12	24
		%	50.0%	100.0%	50.0%	57.1%
	Female	Count	6	0	12	18
		%	50.0%	0.0%	50.0%	42.9%
Total		Count	12	6	24	42
		%	100.0%	100.0%	100.0%	100.0%

Testes de qui-quadrado

	Value	P
Pearson Chi-Square	5.250[a]	.072

Tabela (3): Correlação entre comorbidades (diagnóstico) e organismos resistentes em

Tubo PEG em idosos acamados em instalações de cuidados prolongados.

			Organism			
			E Coli	Proteus	Klebsiella	Total
Diagnosis	RTA	Count	6	0	12	18
		%	50.0%	0.0%	50.0%	42.9%
	cancer colon	Count	6	0	0	6
		%	50.0%	0.0%	0.0%	14.3%
	CVS	Count	0	0	12	12
		%	0.0%	0.0%	50.0%	28.6%
	DM+CVS+ dementia.	Count	0	6	0	6
		%	0.0%	100.0%	0.0%	14.3%
Total		Count	12	6	24	42
		%	100.0%	100.0%	100.0%	100.0%

Chi-Square Tests

		Value	P
Pearson Chi-Square		63.000ᵃ	.000

Números

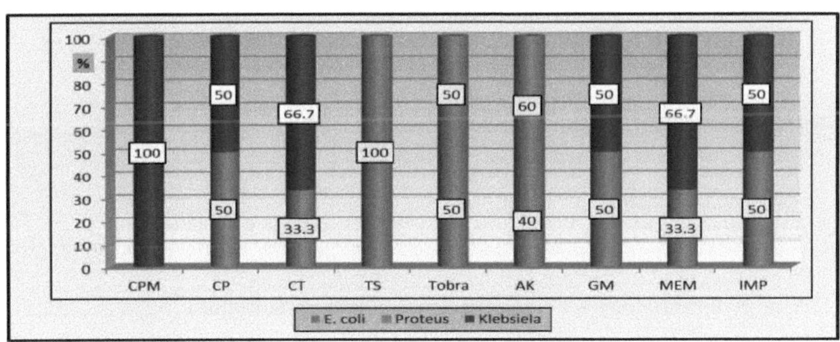

Figura (1): Frequência dos antibióticos analisados em relação à sua sensibilidade.

{CPM (Cefepime), TS (Trimetoprim/Sulfametoxazol), Tobra.(Tobramicina) , (AK) Amikin, GM (Gentamicina), MEM (Meronam), IMP (Imipenam), CP (Ciprofloxacina), CT(Colistina)}.

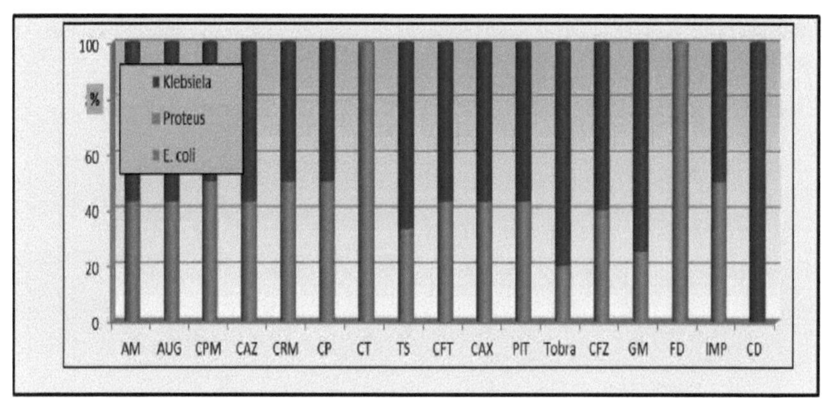

Figura (2): Frequência dos antibióticos analisados em relação à sua

resistência.

(Ampicilina), AUG (Augmentin), CPM (Cefepima), CAZ (Ceftazidima),

CRM (Cefuroxima),   CP   (Ciprofloxacina),   CT

(Colistina),

TS(trimetoprim/sulfametoxazol),

CFT(Ceftriaxona), CAX(Cefotaxima), PIT(Tazocina),

Tobra.(Tobramicina), CFZ (Cefazolina), GM(Gentamicina),

FD(Nitrofurantoína), IMP(Imipenam), CD(Clindamicina)}.

Capítulo 3 - Úlceras de pressão

As úlceras de pressão (escaras) são um problema médico significativo, comum e dispendioso entre os residentes de instituições de cuidados continuados. [1] Os residentes com úlceras de pressão têm uma diminuição da qualidade de vida e um aumento das taxas de morbilidade e mortalidade Garcia AD, Thomas DR, 2006. À medida que a população envelhece, um maior número de indivíduos estará em risco elevado de desenvolver úlceras de pressão. [2] As taxas de prevalência de úlceras de pressão registadas variam entre 2,3% e 28%, e as taxas de incidência de úlceras de pressão registadas variam entre 2,2% e 23,9% em instituições de cuidados continuados *Cuddigan J, Ayello EA, et.al.2001* .

No Canadá, a prevalência de úlceras de pressão em duas instituições de cuidados continuados foi de 36,8% e 53,2%, respetivamente. A incidência de úlceras de pressão nestas duas instituições de cuidados continuados foi de 11,7% e 11,6%, respetivamente. [3] A prevalência de úlceras de pressão é superior aos valores publicados para as instituições de cuidados continuados Davis CM e Caseby NG, 2001 .

As úlceras cutâneas constituem um risco de contaminação e de infeção por bactérias. Uma úlcera de pressão infetada é um problema grave, torna-se mais profunda e requer uma intervenção médica, de enfermagem e, por vezes, cirúrgica prolongada. Uma úlcera de pressão infetada causa mais sofrimento ao doente e comporta o risco de sépsis e de choque sético, com aumento da morbilidade e da mortalidade.

De acordo com os Centros de Deteção e Controlo de Doenças (CDC), a resistência aos antibióticos ou antimicrobianos é a capacidade dos micróbios de resistirem aos efeitos dos medicamentos - ou seja, os germes não são mortos e o seu crescimento não é interrompido. De acordo com o CDC, as infecções com organismos resistentes são difíceis de tratar e requerem alternativas dispendiosas e por vezes tóxicas.

[4]Para fins epidemiológicos, os organismos multirresistentes (MDRO) são definidos como microrganismos, predominantemente bactérias, que são resistentes a uma ou mais classes de agentes antimicrobianos. De acordo com o CDC, embora os nomes de certos MDROs descrevam a

resistência a apenas um agente (por exemplo, MRSA, VRE), estes agentes patogénicos são frequentemente resistentes à maioria dos agentes antimicrobianos disponíveis. [5]A nível mundial, a resistência aos antibióticos aumentou drasticamente nos últimos anos Livermore DM.2009 e é atualmente considerada um desafio médico importante na maioria dos estabelecimentos de saúde. A mortalidade devida à resistência é considerável, contribuindo assim para o peso das doenças infecciosas De Kracker MEA, et.al 2011

[7]A resistência não é um fenómeno novo; os genes de resistência são omnipresentes na natureza e interagem com um ecossistema complexo Davies J, Davies D .2010 , Rolain JM, et.al 2012 [8]

O problema da resistência antimicrobiana está a aumentar e exige novas medidas de combate sincronizadas.

[9]A relevância clínica de um determinado agente patogénico multirresistente (MDR) depende das opções terapêuticas disponíveis, da gravidade da infeção e das suas consequências para o doente individual,

bem como do potencial impacto na sociedade e dos custos associados

Eckpergasse, 2013 .

(1 - Garcia AD, Thomas DR. Med Clin North Am. Avaliação e gestão

de úlceras de pressão crónicas em pessoas idosas.2006 Sep;90(5):925-

44.

2 - Cuddigan J, Ayello EA, Sussman C, eds. Pressure Ulcers in

America. Prevalence, Incidence, and Implications for the Future. Reston,

VA: National Pressure Ulcer Advisory Panel, 2001.

3 - Davis CM, Caseby NG. Estudos de prevalência e incidência de

úlceras de pressão em duas instituições de cuidados continuados no

Canadá. Ostomy Wound Manage. 2001 Nov;47(11):28-34.

4 - Harrison, P. F. Lederberg, J. IOM (1998), eds. (National Academy

Press, Washington, DC), pp. 8-74).

5 - Livermore DM. Terá chegado a era das infecções não tratáveis?

Journal of Antimicrobial Chemotherapy 2009; 64(Suppl. 1):i29-36.

6 - De Kracker MEA, Davey PG, Grundmann H. Grupo de Estudo BURDEN. Mortalidade e hospitalização associadas a bacteriemia por Staphylococcus aureus e Escherichia coli resistentes: Estimar o peso da resistência antimicrobiana na Europa. PLoS Medicine 2011; 8:e1001104.

7 - Davies J, Davies D. Origins and evolution of antibiotic resistance (Origens e evolução da resistência aos antibióticos). Microbiology and Molecular Biology Reviews 2010;74:417-33.

8 - Rolain JM, Canton R, Cornaglia G. Emergência da resistência aos antibióticos: necessidade de um novo paradigma. Clinical Microbiology and Infection 2012; 18:615-6).

9 - Eckpergasse. Resistência antibacteriana global: A história sem fim Ursula Theuretzbacher Centre for Antiinfectives. 13, 1180 Vienna, Austria Journal of Global Antimicrobial Resistance 1 (2013) 63-69.)

Este estudo oferece a oportunidade de caraterizar uma amostra valiosa de pessoas idosas com bactérias resistentes a mais de dois grupos de antibióticos ou MRSA.

Em muitas regiões do mundo, o nosso conhecimento da extensão do problema da resistência é impreciso e pouco fiável. A monitorização da resistência é uma parte essencial do controlo da resistência Eckpergasse, 2013 [9]

Este estudo foi efectuado para encontrar as bactérias multirresistentes mais comuns em úlceras de pressão de residentes acamados de lares de idosos e para determinar quais as bactérias que ainda têm uma resposta estatisticamente significativa a que antibióticos.

O estudo mostrou uma correlação estatisticamente significativa entre a idade e os diferentes organismos detectados. 57,1% destes organismos resistentes aos medicamentos são Proteus, 14,3% são Pseudomonas, 14,3% são uma mistura de Klebsiela e Pseudomonas e 14,3% são MRSA. Este resultado é comparável a um estudo sobre bactérias resistentes a medicamentos, que são frequentemente encontradas em residentes de lares de idosos com demência. [10]E. coli e Proteus mirabilis foram as bactérias mais comuns encontradas nos participantes do estudo, com quase 90% das bactérias resistentes a três tipos de antibióticos, especificamente ciprofloxacina, gentamicina e penicilinas de espetro alargado ScienceDaily, 2015 . No estudo atual, o organismo mais comum (Proteus) é também resistente à gentamicina.

[11]Outro estudo sobre infecções por bactérias Gram-negativas multirresistentes (MDRGN) em residentes de instituições de cuidados prolongados revelou que as taxas de MDRGN excediam as de MRSA e enterococos resistentes à vancomicina (VRE) e aumentavam ao longo do período de estudo Erin O'Fallon et.al 2009 . Esta conclusão é semelhante aos resultados do presente estudo, uma vez que as taxas de RGN excederam as de MRSA.

Verificou-se que Proteus estava presente de forma estatisticamente significativa nas úlceras de pressão do grupo etário mais jovem, enquanto Pseudomonas, MRSA e uma mistura de Pseudomonas e Klebsiela estavam presentes de forma estatisticamente significativa nas úlceras de pressão do grupo etário mais velho. O grupo etário mais jovem do estudo

mostrou uma suscetibilidade estatisticamente significativa ao MEM, PIP

e IMP. Esta sensibilidade significativa ao MEM e ao IMP pode ser

explicada por uma correlação significativa entre o grupo etário mais

jovem e o Proteus, que é estatisticamente sensível ao MEM e ao IMP. O

grupo mais velho apresenta uma sensibilidade estatisticamente

significativa ao GM e ao Tobra. Este facto pode ser explicado pela

correlação significativa entre o grupo etário mais velho e a mistura de

Pseudomonas e Klebsiela. Estes resultados poderiam orientar a escolha

do antibiótico tendo em conta a idade.

O género masculino tem uma sensibilidade estatisticamente significativa

à AK e à TC, e esta sensibilidade significativa à TC pode ser explicada

por uma correlação estatisticamente significativa entre o género

masculino e as Pseudomonas, que são estatisticamente sensíveis à TC na

amostra analisada.

O género feminino tem uma sensibilidade estatisticamente significativa à CPM e à vancomicina. Esta sensibilidade estatística das mulheres à vancomicina pode ser explicada pela correlação estatisticamente significativa do sexo feminino com o MRSA, que tem uma resposta estatisticamente significativa à vancomicina.

Estes resultados poderiam servir de orientação para a escolha do antibiótico, tendo em conta o género.

A comorbilidade de DM, PCA e lesão cerebral anóxica tem uma sensibilidade estatisticamente significativa para AK e MEM, enquanto a comorbilidade de D.M, insuficiência renal e demência tem uma sensibilidade estatisticamente significativa para CPM, CT e IMP. Enquanto a comorbilidade de D.M, insuficiência renal e demência tem uma sensibilidade estatisticamente significativa para CPM, CT e IMP, esta sensibilidade significativa para CPM e IMP pode ser explicada pela correlação estatisticamente significativa entre esta comorbilidade e Proteus, que é estatisticamente significativa para CPM e IMP.

A comorbilidade de D.M, HTN e AVC tem uma sensibilidade

estatisticamente significativa para GM e Tobra. Esta sensibilidade

significativa para o Tobra pode ser explicada pela correlação

estatisticamente significativa entre esta comorbilidade e a mistura de

Pseudomonas e Klebsiela, que é estatisticamente significativa para o

Tobra.

A comorbilidade de D.M e demência tem uma sensibilidade significativa

ao Vanco.

Esta sensibilidade significativa à vancomicina pode ser explicada pela

correlação estatisticamente significativa entre esta comorbilidade e o

MRSA, que é estatisticamente sensível à vancomicina.

A Pseudomonas está associada de forma estatisticamente significativa à

comorbilidade de HTN e

RTA (acidentes de viação) em contraste com outro estudo, que

correlação significativa entre Pseudomonas e Pseudomonas/S. aureus

[12]Co-infecções em feridas com DM Urvish Trivedi et al, 2014 .

Recomenda-se a realização de mais estudos num maior número de doentes idosos para confirmar ou não os resultados significativos deste estudo, para tentar explicar estes resultados e para os utilizar na prática clínica.

Com base nos resultados significativos deste estudo, talvez possamos recomendar que os doentes internados em instituições de cuidados prolongados com úlceras de pressão suspeitas de terem bactérias resistentes têm maior probabilidade de ser Proteus, especialmente se a idade for inferior a 80 anos e a comorbilidade for DM+RI+D, Pseudomonas se a idade for superior a 80 anos, homens com a comorbilidade HTN+RTA, MRSA se a idade for superior a 80 anos, mulheres com a comorbilidade DM+D, e uma mistura de Pseudomonas e Klebsiela se a idade for superior a 80 anos, mulheres com DM+HTN + AVC.

Se os antibióticos forem indicados para tratar estas úlceras de pressão, podem ser utilizados da seguinte forma:

Proteus: considerar a administração de CPM, MEM e IMP. Evitar CT, GM e tob.

Pseudomonas: considerar a TAC e evitar MEM e vancomicina.

MRSA: considerar a vancomicina.

Mistura: Considerar a administração de GM e tobramicina.

Comorbilidades de DM + pós-CA + lesão cerebral anóxica: considerar AK, MEM e tobramicina.

Comorbilidades de DM+RI+ demência: considerar a administração de CPM, IMP e evitar AK, GM, tobramicina e colistina.

Comorbilidades da HTN e da ATR: devem ser evitados os MEM e a vancomicina.

Comorbilidades de demência + DM: Considerar vancomicina

Comorbilidades de DM+ HTN+ AVC: considerar gentamicina.

Masculino: Considerar AK e CT.

Feminino: Considerar CPM e vancomicina.

É de salientar que a prevenção é melhor do que o tratamento ou a indisponibilidade de um tratamento eficaz, pelo que a prevenção das úlceras de pressão acabará por evitar as consequências, como as infecções com organismos difíceis de tratar. Além disso, a procura de alternativas não tóxicas para o tratamento das úlceras de pressão e das suas infecções.

Este estudo confirma a necessidade de novos antibióticos, tal como salientado em estudos anteriores Theuretzbacher U.,2012 Carlet J,et.al 2012 , Cars O, et al.2011, David N et.al., 2010 13,14,15,16.

(10 -Science Daily. Sociedade de Epidemiologia dos Cuidados de Saúde da América. "Bactérias resistentes a medicamentos comuns em residentes de lares de idosos com demência". ScienceDaily, 29 de abril de 2015.

<www.sciencedaily.com/releases/2015/04/150429101052.htm>.

11 - Erin O'Fallon et.al 2009. *journal of gerontology: MEDICAL*

SCIENCE journal cite as: J Gerontal A Biol Sci nMed Sci

doi:10.1093/gerona/gln020.

12 - Urvish Trivedi et al. Este é um artigo de acesso aberto distribuído

ao abrigo da Licença de Atribuição Creative Commons, que permite a

utilização, distribuição e reprodução sem restrições em qualquer meio,

desde que o trabalho original seja devidamente citado.

13 - Theuretzbacher U. Aceleração da resistência, reservas inadequadas

de medicamentos antibacterianos e respostas internacionais. Jornal

Internacional de Agentes Antimicrobianos 2012; 39:295-9.

14 - Carlet J, Jarlier V, Harbarth S, Voss A, Goossens H, Pittet D, et al.
Ready for a world without antibiotics? The Pensie' res Call to Action on
Antimicrobial Resistance (Apelo à Ação sobre a Resistência
Antimicrobiana). Antimicrobial Resistance and Infection Control
2012;1:11.

15 - Autos O, Hedin A, Heddini A. A necessidade global de antibióticos
eficazes - rumo a uma ação concertada. Actualizações sobre a resistência
aos medicamentos 2011; 14:68-9.

16 - David N et al. Sociedade de Doenças Infecciosas da América. The
10 _ '20 initiative: pursuing a global commitment to develop 10 new
antibacterial drugs by 2020 (A iniciativa 10 _ '20: perseguindo um
compromisso global para desenvolver 10 novos medicamentos
antibacterianos até 2020). Clinical Infectious Diseases 2010; 50:1081-3).

Tabelas

Tabela (1): Correlação entre idade e organismos resistentes em úlceras de

pressão de idosos acamados em instituições de cuidados prolongados.

Crosstab

			Organism				
			PROTEUS	PSEUDOMONAS	MRSA	Kleb+Pseud	Total
Age	60-80	Count	14	0	1	0	15
		%	87.5%	0.0%	25.0%	0.0%	53.6%
	81-91	Count	2	4	3	4	13
		%	12.5%	100.0%	75.0%	100.0%	46.4%
Total		Count	16	4	4	4	28
		%	100.0%	100.0%	100.0%	100.0%	100.0%

Chi-Square Tests

		Value	P
Pearson Chi-Square		17.949[a]	.000

A correlação entre o género e os diferentes organismos resistentes mostrou

que a Pseudomonas está significativamente presente nas úlceras de pressão

dos homens, enquanto o MRSA e uma mistura de Pseudomonas e Klebsiela

estão significativamente presentes nas mulheres.

Tabela (2): Correlação entre género e organismos resistentes em úlceras de pressão

Crosstab

			Organism				
			PROTEUS	PSEUDOMONAS	MRSA	Kleb+Pseud	Total
Sex	Male	Count	8	4	0	0	12
		%	50.0%	100.0%	0.0%	0.0%	42.9%
	Female	Count	8	0	4	4	16
		%	50.0%	0.0%	100.0%	100.0%	57.1%
Total		Count	16	4	4	4	28
		%	100.0%	100.0%	100.0%	100.0%	100.0%

Chi-Square Tests

	Value	P
Pearson Chi-Square	11.667[a]	.009

de idosos acamados em unidades de cuidados continuados.

A correlação entre a comorbilidade (diagnóstico) e os diferentes organismos resistentes revelou que Proteus está significativamente presente em doentes com diabetes mellitus (DM)+disfunção renal (RENAL IMP.)+demência, enquanto MRSA está significativamente presente em doentes com DM+demência, enquanto uma mistura de Pseudomonas e Klebsiela está significativamente presente em DM+hipertensão (HTN)+acidente vascular cerebral (AVC) e Pseudomonas está significativamente presente em doentes com HTN+acidente de viação (RTA).

Tabela (3): Correlação entre comorbilidades (diagnósticos) e organismos resistentes em úlceras de pressão de idosos acamados em unidades de cuidados continuados.

Crosstab

			Organism				
			PROTEUS	PSEUDOMONAS	MRSA	Kleb+Pseud	Total
Diagnosis	DM+HTN+Stroke	Count	0	0	0	4	4
		%	0.0%	0.0%	0.0%	100.0%	14.3%
	DM+Post.Card.Arr.+ Anoxic Brain D.	Count	4	0	0	0	4
		%	25.0%	0.0%	0.0%	0.0%	14.3%
	DM+Dementia	Count	0	0	4	0	4
		%	0.0%	0.0%	100.0%	0.0%	14.3%
	DM+Renal+Dementia	Count	8	0	0	0	8
		%	50.0%	0.0%	0.0%	0.0%	28.6%
	HTN+RTA	Count	0	4	0	0	4
		%	0.0%	100.0%	0.0%	0.0%	14.3%
	Anoxic Br.D.	Count	4	0	0	0	4
		%	25.0%	0.0%	0.0%	0.0%	14.3%
Total		Count	16	4	4	4	28
		%	100.0%	100.0%	100.0%	100.0%	100.0%

Chi-Square Tests

	Value	P
Pearson Chi-Square	84.000[a]	.000

Números

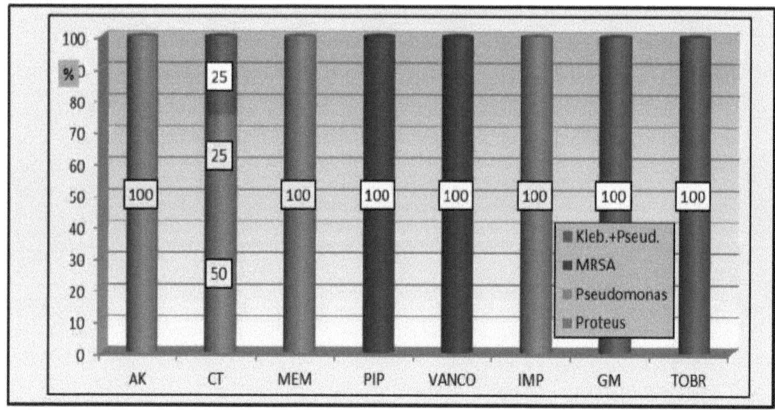

Fig. (1): Frequência de todos os antibióticos analisados em relação

à sua sensibilidade

O Proteus é responsável por 100% da sensibilidade dos idosos do estudo à

amicina, ao meronam e ao imipinam e por 50% da sua sensibilidade à

colistina, enquanto uma mistura de Klebseila e Pseudomonas é

responsável por 100% da sensibilidade à gentamicina e à tobramicina. O

MRSA é responsável por 100% da sensibilidade à pipracilina e à

vancomicina e por 25% da sensibilidade à colistina. O organismo menos

sensível é a Pseudomonas, que é responsável por apenas 25% da

sensibilidade à colistina.

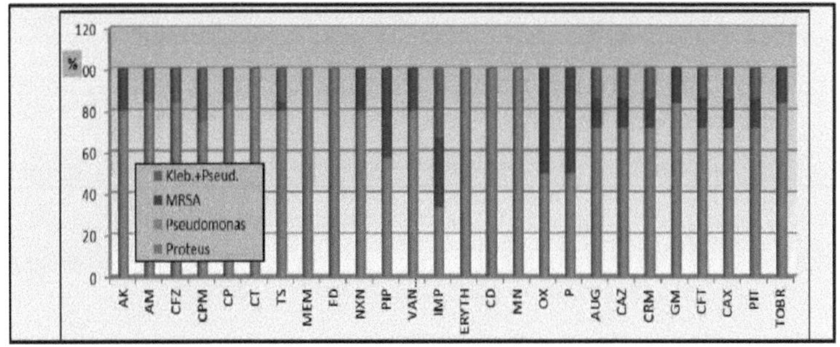

Fig. (2): Frequência de todos os antibióticos analisados em relação à sua resistência.

O estudo concluiu que o Proteus é estatisticamente sensível à cefepima (CPM), ao meronam (MEM) e ao imipenam (IMP) e estatisticamente resistente à colistina (CT), à gentamicina (GM) e à tobramicina (Tob), enquanto a Pseudomonas é estatisticamente sensível à CT e resistente à MEM e à vancomicina (vanco). O MRSA é estatisticamente significativamente sensível à vancomicina, enquanto a mistura de Pseudomonas e Klebsiela é estatisticamente significativamente sensível à GM e à tobra.

Entre os residentes em lares de idosos, a taxa de infecções do trato

urinário por E. coli e Klebsiella causadas por bactérias resistentes a

antibióticos foi mais do dobro e a taxa de infecções do trato urinário por

E. coli e Klebsiella causadas por bactérias resistentes a antibióticos foi

mais de quatro vezes superior à dos residentes na comunidade (5). A

disponibilidade de agentes antimicrobianos destinados a uropatogénios

é cada vez mais limitada devido ao aumento das taxas de resistência aos

antibióticos, em especial nas instituições de cuidados prolongados, tal

como evidenciado pelos dados do antibiograma local em Calgary e

Edmonton (6,7).

(5. A Rosello et al. J Antimicrob Chemother 72 (4), 1184-1192. 2017

Abr 01.Impact of Long-Term Care Facility Residence on the Antibiotic

Resistance of Urinary Tract Escherichia Coli and Klebsiella. PubMed:

28077671. DOI: 10.1093/jac/dkw555

6. Serviços Laboratoriais de Calgary. Circular de Microbiologia

(Internet). (cited 2014 Oct 8). Disponível em:

http://www.calgarylabservices.com/education-.

research/publications/microbiology-newsletters.aspx

7. DynaLIFE. Antibiogramas (Internet). (cited 2014 Oct 8). Disponível

em:http://www.dynalifedx.com/HealthProfessionals/Antibiograms/tabi

d/1317/ Default.aspx).

O organismo resistente mais frequentemente detectado nesta amostra foi

Proteus (58,0 %), seguido de E. coli (19,8 %), Klebsiela (18,5 %) e

Pseudomonas (3,7 %).

Por outro lado, Joseph M. Mylotte et.al, 2001 descobriu que E. coli como

o organismo mais frequentemente detectado na urina dos residentes de

LTCF no estudo, mas enterococos como os organismos resistentes mais

comuns na sua urina, depois S. aureus (MRSA), depois E. coli e

Pseudomonas aeruginosa, e finalmente Klebsiela pneumoniae e nenhum

Proteus foram isolados. (9)

De acordo com Azad L. 2016, E. coli foi o organismo mais

frequentemente isolado na urina (10), mas no presente estudo, Proteus foi o organismo resistente predominante, e isso não pode ser explicado

por uma maior percentagem de homens na amostra, uma vez que não há

associação estatisticamente significativa entre o género e os diferentes

organismos detectados. ([9] Joseph M. Mylotte, Susan Goodnough,

Ammar Tayara, Buffalo. Antibiotic-resistant organisms in residents of

long-term care facilities on admission to an inpatient geriatric unit:

retrospective and prospective surveillance. Am J Infect Control 2001;

29: 139-44

[10] Azad L., Veronika Dolar , Chao Ye , Stephanie Epstein BS.

Correlações entre classificações de qualidade de instalações de

enfermagem especializadas e infecções do trato urinário

multirresistentes. Jornal Americano de Controlo de Infecções 44 (2016)

125660)

As diferenças entre os resultados do presente estudo e os de estudos
anteriores podem ser explicadas por amostras diferentes.

No presente estudo, o grupo etário mais jovem (60-70 anos) é
estatisticamente muito sensível ao CPM e ao IMP e estatisticamente
muito resistente à GM, à TS e à tobramicina. Esta conclusão pode ser
explicada pelo Proteus, que está significativamente presente no grupo
etário mais jovem do estudo e é estatisticamente muito sensível ao CPM

e ao IMP e estatisticamente muito resistente à GM, CT, TS e tobramicina.

De acordo com o presente estudo, existe uma diferença estatisticamente significativa entre organismos susceptíveis e resistentes em termos de DOS. 75% dos organismos susceptíveis têm um DOS de zero, ao passo que 44,6% dos organismos resistentes têm um DOS de 1 a 80 semanas (p=0,026), o que indica que os casos recém-inscritos são, na sua maioria, susceptíveis à GM e que a resistência foi adquirida através da inscrição numa LTCF.

Existe uma diferença estatisticamente significativa entre a sensibilidade dos organismos ao PC e a DOS, uma vez que 100% dos organismos sensíveis ao PC têm uma DOS de 1-8 semanas, enquanto 100% dos organismos moderadamente sensíveis ao PC têm uma DOS de 100-250 semanas (p=0,037), indicando uma sensibilidade decrescente com o aumento da DOS.

O presente estudo mostra uma relação estatisticamente significativa entre a comorbilidade do cancro do cólon e a sensibilidade à DF, ao MEM e à TC, mas os doentes com as comorbilidades diabetes mellitus + decúbito + demência são estatisticamente sensíveis ao MEM, enquanto a demência é estatisticamente resistente ao MEM. Estas relações estatisticamente significativas podem ser explicadas pela relação estatisticamente significativa entre o cancro colorrectal e a E. coli, que são significativamente sensíveis ao FD, MEM e CT. A relação estatisticamente significativa entre as comorbilidades diabetes mellitus + decúbito + demência e Proteus é também significativa.
Estatisticamente significativamente sensível ao MEM. Por outro lado, existe uma correlação estatisticamente significativa entre a demência e a Pseudomonas, que é estatisticamente significativa e resistente ao MEM.

Tabelas

Tabela (1): Correlação entre a idade e os organismos resistentes detectados na urina de idosos em instituições de cuidados prolongados.

Crosstab

			Organism				
			E coli	Proteus	klebsiela	Pseudomonas	Total
Age in years	60-70	Count	6	36	3	0	45
		%	37.5%	76.6%	20.0%	0.0%	55.6%
	71-90	Count	10	11	12	3	36
		%	62.5%	23.4%	80.0%	100.0%	44.4%
Total		Count	16	47	15	3	81
		%	100.0%	100.0%	100.0%	100.0%	100.0%

Chi-Square Tests

	Value	P
Pearson Chi-Square	21.969^a	.000

Tabela (2): Correlação entre o género e os organismos resistentes detectados na urina de idosos em instalações de cuidados prolongados.

Crosstab

			Organism				
			E coli	Proteus	klebsiela	Pseudomonas	Total
Sex	Male	Count	13	35	9	3	60
		%	81.3%	74.5%	60.0%	100.0%	74.1%
	Female	Count	3	12	6	0	21
		%	18.8%	25.5%	40.0%	0.0%	25.9%
Total		Count	16	47	15	3	81
		%	100.0%	100.0%	100.0%	100.0%	100.0%

Chi-Square Tests

	Value	P
Pearson Chi-Square	3.030^a	.387

Existe uma correlação estatisticamente muito significativa entre o diagnóstico (comorbilidade) e os organismos resistentes, com Proteus principalmente encontrado em doentes com disfunção renal e Pseudomonas em doentes com demência (p-value = 0,000).

Tabela (3): Correlação entre comorbilidades (diagnóstico) e organismos resistentes detectados na urina de idosos em instituições de cuidados prolongados.

Crosstab

			Organism				Total
			E coli	proteus	Klebsiela	pseudomonas	
Diagnosis	Diabetes mellitus	Count	2	0	0	0	2
		%	12.5%	0.0%	0.0%	0.0%	2.5%
	anoxic brain damage	Count	0	3	0	0	3
		%	0.0%	6.4%	0.0%	0.0%	3.7%
	Dementia	Count	0	0	0	3	3
		%	0.0%	0.0%	0.0%	100.0%	3.7%
	Diabetes Mellitus +bedsore+Dementia	Count	0	3	4	0	7
		%	0.0%	6.4%	26.7%	0.0%	8.6%
	Post Cardiac Arrest + Bed sore	Count	0	0	3	0	3
		%	0.0%	0.0%	20.0%	0.0%	3.7%
	Diabetes Mellitus +CVS+Dementia	Count	4	0	0	0	4
		%	25.0%	0.0%	0.0%	0.0%	4.9%
	Hypertension	Count	3	8	0	0	11
		%	18.8%	17.0%	0.0%	0.0%	13.6%
	cerebrovascular stroke	Count	0	0	2	0	2
		%	0.0%	0.0%	13.3%	0.0%	2.5%
	RTA	Count	0	12	0	0	12
		%	0.0%	25.5%	0.0%	0.0%	14.8%
	Renal impairment	Count	0	18	0	0	18
		%	0.0%	38.3%	0.0%	0.0%	22.2%
	Pressure sore	Count	0	0	3	0	3
		%	0.0%	0.0%	20.0%	0.0%	3.7%
	Brain tumor	Count	1	0	3	0	4
		%	6.3%	0.0%	20.0%	0.0%	4.9%
	Cancer colon	Count	6	0	0	0	6
		%	37.5%	0.0%	0.0%	0.0%	7.4%
	Post cardiac arrest	Count	0	3	0	0	3
		%	0.0%	6.4%	0.0%	0.0%	3.7%
Total		Count	16	47	15	3	81
		%	100.0%	100.0%	100.0%	100.0%	100.0%

Chi-Square Tests

		Value	P
Pearson Chi-Square		208.136[a]	.000

Números

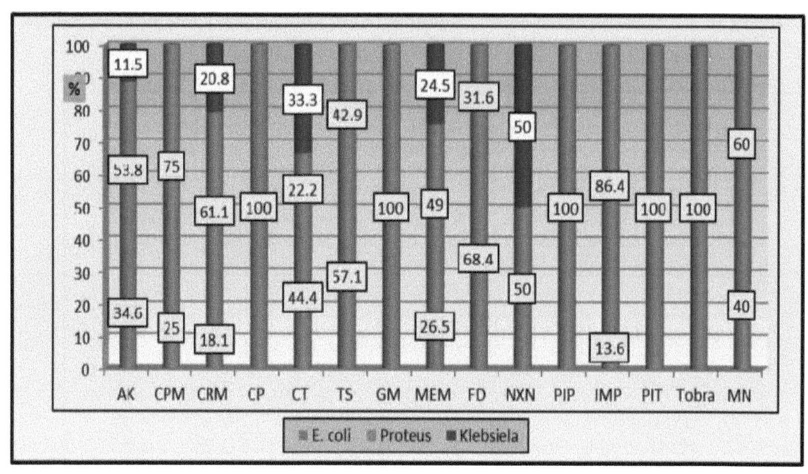

Figura (1): Frequência de todos os antibióticos analisados em relação à sua sensibilidade.

{Amikin (AK), cefepime (CPM), cefuroxima (CRM), ciprofloxacina (CP), colistina (CT), trimetoprim/sulfametoxazol (TS), gentamicina (GM), Meronam (MEM), nitrofurantoína (FD), norfloxacina (NXN), piperacilina (PIP), imipenam (IMP), piperacilina/tazobactam (PIT), tobramicina (Tobra.), minociclina (MN) }.

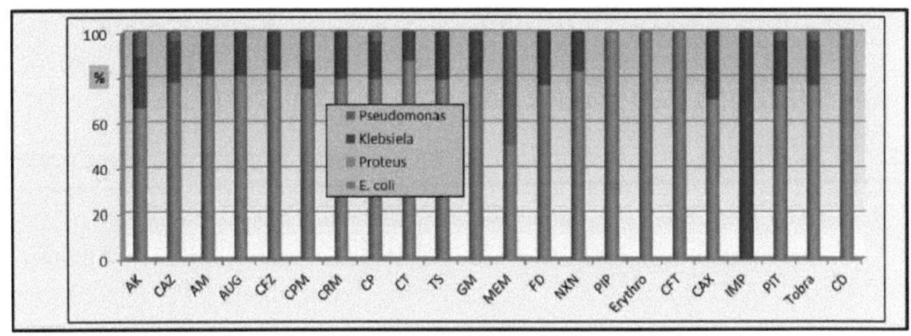

Figura (2): Frequência de todos os antibióticos analisados em relação à sua resistência

{Amikin (AK), Ceftazidim (CAZ), Ampicilina (AM), Augmentin (AUG), (CFZ) Cefazolina, Cefepim (CPM), Cefuroxima (CRM), Ciprofloxacina (CP), Colistina (CT), trimetoprim/sulfametoxazol (TS), gentamicina (GM), meronam (MEM), nitrofurantoína (FD), norfloxacina (NXN), peperacilina (PIP), eritromicina (Erythro.), ceftriaxona (CFT), cefotaxima (CAX), imipenam (IMP), tazocina (PIT), tobramicina (Tobra.), clindamicina (CD) }.

Recomenda-se a realização de mais estudos num maior número de doentes idosos para confirmar ou não os resultados significativos deste estudo, para tentar explicar estes resultados e para os utilizar na prática clínica.

Com base nos resultados significativos do presente estudo, podemos sugerir que os doentes de instituições de cuidados prolongados com ITU suspeitas de terem bactérias resistentes podem prever esta situação:

- Pode ser Proteus, especialmente em doentes mais jovens (60-70 anos) e com comorbilidades como DM, demência e úlceras de pressão. Certos antibióticos como CPM, CP e IMP são recomendados para este Proteus, enquanto outros antibióticos como CT, GM e tobramicina devem ser evitados.

- Pode ser Pseudomonas, especialmente se os doentes tiverem entre 71 e 90 anos de idade e sofrerem de demência. Recomenda-se que se evite

a MEM nestes doentes.

- A CT, TS, GM, tobramicina e FD são recomendadas para a E. coli

resistente, enquanto a CPM deve ser evitada.

- Recomenda-se que se evite a IMP para a Klebsiela resistente e a MEM

para a Pseudomonas.

Índice

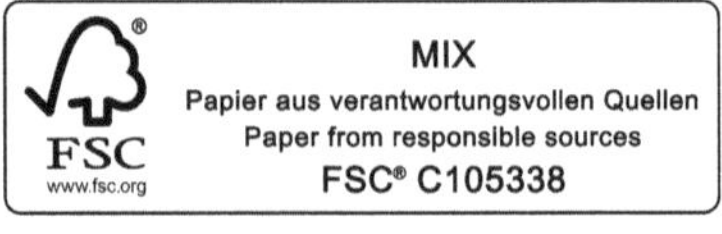

Printed by Books on Demand GmbH, Norderstedt / Germany